Metodos de cura através da consciência

segundo os ensinamentos de Grigori Grabovoi

„Salvação geral e desenvolvimento harmônico"

Svetlana Smirnova

e

Sergey Jelezky

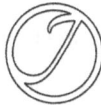

Jelezky Publishing UG, Hamburg
www.jelezky-publishing.eu

1a. Edição

© **2011-2014 edição alemã**
Jelezky Publishing, Hamburg
Sergey Eletskiy
www.svet-centre.com

Desenho de capa: Sergey Jelezky
www.jelezky.com

Outras informações em relação aos conteúdos:
SVET Zentrum, Hamburg

ISBN: 978-3-943110-90-6

Agradecemos especialmente a

Grigori Grabovoi

pelo apoio para publicar esse livro.

Além disso, agradecemos

aos nossos outros professores
Nadeshda e Vadim Koroljov,
Igor Arepjev e Arcady Petrov

por seus amplos conhecimentos
que foram incluídos nesse livro.

Svetlana e Sergey

Primavera de 2011

Conteúdo

0. Prefácio

Caros leitores,

Todos estamos vivendo uma época extraordinária – a época da transformação de antigos valores para a criação de um novo conhecimento. Com isso observamos o desenvolvimento rápido das pesquisas sobre o ser humano e o meio externo. Cientistas modernos fizeram novas descobertas e apresentaram muitas teorias revolucionárias e alternativas.

Parece que a ciência moderna pode assegurar à humanidade literalmente de proteção contra tudo: novos vírus e bactérias, estresse e "burn-out", catástrofes ecológicas e tecnológicas. No entanto, por mais que essas ciências avancem em seus conhecimentos, mais óbvio se torna o espaço do desconhecido, que é infinito. Quem pode ajudar a encontrar respostas sobre tantas perguntas relacionadas à nossa vida cotidiana, na procura do sentido da vida ou sobre a esperança de cura?

Algumas pessoas já conhecem os ensinamentos descritos aqui , outras estão lendo pela primeira vez. Quando alguns institutos russos começaram a pesquisar sobre a salvação geral e desenvolvimento harmônico (da realidade perceptível), na Rússia no ano de 1992, esse conhecimento foi descoberto e continua se desenvolvendo desde essa época, fornecendo cada vez mais novos conhecimentos. Atualmente muitas pessoas no mundo inteiro, de diversas culturas, religiões e línguas, falam desses resultados.

Esses ensinamentos partem do princípio de que a Criação (Deus) existe uniformemente em qualquer crença e em qualquer cultura. Não se trata de uma nova religião, mas sim do conhecimento sobre a Criação redescoberto e publicado por Grabovoi. Ele diz que o mundo (a realidade externa) e o ser

3

humano (realidade interna) representam estruturas informativas: "Observando as pessoas, o ser humano no mundo e como ele se desenvolve nesse mundo, podemos ver que tudo que se transforma parte do ser humano. O mundo, a realidade externa, está sendo desenvolvido pelo ser humano através da sua realidade interna consciente ou inconsciente.

Grabovoi escreveu 3 livros sobre seus conhecimentos, nos quais descreve também os caminhos para a regeneração e restituição de órgãos, como também para o restabelecimento de doenças aparentemente incuráveis, inclusive AIDS e câncer. Seus métodos estão sendo usados há muitos anos em muitos países. Muitas curas extraordinárias foram documentadas e reconhecidas em cartório. Grabovoi comprovou na medicina prática que não existem doenças incuráveis e que cada doença, mesmo grave ou em estado terminal, pode ser curada.

Muitos de seus alunos, inclusive nós – Svetlana Smirnova e Sergey Jelezky – conseguimos resultados iguais ou parecidos na recuperação da saúde e na harmonização de acontecimentos na vida e na saúde da pessoa. É importante mencionar ainda, que cada um pode descobrir seu próprio método eficaz, tanto para si quanto para outrem, utilizando a grande quantidade de métodos apresentados.

Neste livro apresentamos métodos que usamos com êxito em nós mesmos e no trabalho com outras pessoas.

Esses métodos foram desenvolvidos por Grabovoi e ampliados mais ainda por nossos colegas Nadeshda e Vadim Korolev (o trabalho com qualquer doença, cura espiritual-mental de doenças infantis; regeneração da coluna vertebral; extruder; estrutura da alma).

O método para a regeneração de dentes foi desenvolvido por Arcady Petrov.

Nós do SVET-Centre desejamos a você muita saúde e muito sucesso em seu trabalho! Lembre-se que tudo o que acontece na sua vida depende somente de você. A árvore da vida que existe na sua consciência possui conexões internas

4

e externas com a realidade. Essas conexões nos organismos, entre o cérebro e todos os órgãos, entre cada célula, e, sobretudo, as conexões com o meio externo, sustentam o equilíbrio essencial para a vida.

Faça o bem para você mesmo e para seu meio externo. Pense positivo e tudo vai ficar harmônico. Seus problemas vão se dissolver, dificuldades desaparecerão e seu organismo rejuvenescido e curado vai ajudar sua mente e seu espírito por muitos e muitos anos.

Saudações
Svetlana Smirnova und Sergey Jelezky

SVET-Centro, Hamburgo

1.

„Homem!
Você é o mundo. Você é a eternidade.
Você tem forças imensas.
Suas possibilidades são infinitas.
Você é a incorporação do Criador.
Sua vontade está dentro você,
Através da Sua determinação você transforma o mundo.
Seu amor está dentro de você,
Ame tudo que vive igual a Ele que lhe criou.
Não amargure seu coração, pense o bem, faça o bem.
O bem voltará com vida longa.
O amor dá a imortalidade de presente,
A fé e a esperança, a sabedoria.
Com a fé e o amor
Suas forças invisíveis revigorarão.
E você vai alcançar aquilo que está sonhando.
Imortalidade, esse é o rosto da vida.
Igual como a vida, esse é o rastro da eternidade.
Crie para viver na eternidade.
Viva para criar a eternidade."

Grigori Grabovoi

6

2. Como é possível regenerar novamente o ser humano e o mundo visível?

Grabovoi descreve em seu livro "Estruturas aplicadas do nível das informações criadoras" como o ser humano é construído ou criado. Nesse livro ele diz que o ser humano está em relação e correlação direta com o mundo como um todo (realidade externa) através das suas estruturas mentais-espirituais. Compreendendo essas conexões mentais-espirituais e das estruturas, entendemos que cada ser humano está conectado direta e inseparavelmente com o mundo inteiro, causando nele um efeito (transformação) através do seu pensar, sentir e agir. Além disso, uma transformação na realidade externa causa uma transformação na realidade interna do ser humano. Grabovoi menciona os seguintes critérios principais:

Primeiro: o mundo inteiro possui uma estrutura informativa

Segundo: o ser humano é uma estrutura de luz que contém informações.

Terceiro: existem 3 estruturas divinas no ser humano
A alma
O espírito
A consciência

Essa tríade gera tanto o ser humano como também o mundo inteiro. Assim, o ser humano pode ser regenerado especialmente no nível informativo, onde existe sua matriz primordial, conforme o plano perfeito da Criação. Portanto, por que é tão importante para o ser humano aprender a se regenerar?

Quando o ser humano se auto-regenera, ou seja, quando ele volta para sua harmonia interna e para a norma divina, ele paralelamente regenera seu meio externo, harmonizando-o consigo mesmo. Quando o meio externo está regenerado, ou seja, trazido de volta para a harmonia e para a norma divina, também o ser humano causador volta para a harmonia e para a norma. Assim, o ser humano tem a possibilidade única de transformar positivamente o mundo através da sua consciência, como também qualquer informação negativa fora da norma da realidade interna ou externa.

Conforme os conhecimentos presentes, o mundo é construído da seguinte maneira: a alma gera a luz e as informações, o espírito transfere essas informações da alma para a consciência, a consciência assimila a informação e a realiza em forma de objetos (matéria), cujas formas percebemos ao nosso redor. Quando o ser humano transforma as informações, ele transforma o mundo – e a si mesmo.

O mundo depende diretamente da consciência do ser humano. Para transformar o mundo basta o desejo do ser humano pelo autoconhecimento. Autoconhecendo-se, o ser humano encontra o caminho para a Criação, para Deus. Somente através do autoconhecimento o ser humano pode se comunicar diretamente com Deus e com a Criação.

Um procura Deus no Tibete, outro na Índia, outro no cosmo etc. Na verdade, Deus encontra-se em cada ser humano e na sua alma. A alma é parte da Criação, é parte de Deus e tudo que vive e que tem alma no mundo vivente manifesta-se através do espírito e da consciência.

No momento em que o ser humano se desenvolve espiritualmente, ele encontra Deus e percebe a Criação em tudo o que existe. Assim, o ser humano recebe uma força criativa infinita e possibilidades infinitas. Grabovoi ensina que em princípio cada ser humano pode usar esse conhecimento e com ele conseguir resultados.

Uma regeneração de "órgãos perdidos" é possível porque a informação do órgão saudável está armazenada para sempre num campo informativo. O corpo físico humano é uma estrutura manifestada que se desenvolve a partir de uma estrutura

8

informativa da matriz primordial, determinada pela Criação. Também falamos que somos "filhos" ou "a imagem" de Deus.

Para isso existe na alma da pessoa um ponto arquivo em que todas as informações sobre sua individualidade estão arquivadas. Trabalhando com esse ponto arquivo, em princípio, cada pessoa pode ser regenerada. Para iniciar o processo da regeneração é necessário somente o impulso da luz da alma do ser humano. Para fornecer esse impulso da alma basta também o desejo do ser humano de se auto-ajudar ou de ajudar aos outros. No entanto, um sucesso visível depende de uma condição importante: a fé na Criação.

Para poder regenerar um órgão perdido, é necessário fé num Deus presente em toda a Criação. Quando o ser humano não acredita nisso, todo o esforço será inútil. O mundo é Deus e Deus é o mundo! Tudo o que percebemos ao nosso redor, inclusive nós mesmos, é uma expressão de Deus e da sua Criação. A partir do momento em que o ser humano começa a aceitar isso, ele é capaz de influenciar criativamente sua saúde e os acontecimentos na sua vida através da alma!

3. Alma – espírito – consciência

A alma:

A alma é o nível dos efeitos recíprocos com o Criador. Os mundos existem nesse nível, o interno e o externo, o finito e o celeste. Cada estrela no céu é uma alma. Esta é tão forte e inabalável quanto a matriz criativa do próprio mundo, que tudo organiza. A ação da alma é o movimento do espírito e a medida do movimento do espírito na nossa dimensão é o tempo e o espaço. Isso causa um reflexo em nossa consciência. A consciência é igual aos Planetas: eles não brilham, mas espelham a luz.

Cada ser humano tem uma alma, o que significa carregar dentro de si uma parte da eternidade: o mundo salvo, pacífico e amoroso. O estado da sua alma é considerado primordial, significa vindo de Deus. O que significa: "ser um ser humano"? Significa o esforço para ser parecido com o seu Criador. Significa: corresponder ao ideal. Criar como o Criador o faz. Ser sábio como Ele. Amar como Ele.

" A alma cria a forma da existência através
da sua consciência." (Grabovoi)

Tudo que tem forma e existe foi criado através da estrutura da alma: as estrelas, os Planetas, a vida. Tudo foi criado através de nós, através do reflexo da consciência e que aparece como espelho da alma. A alma é o princípio, a consciência é a estrutura e o Criador fornece a base para tudo. Ele criou os princípios, essa estrutura e tudo o que vem depois. Tudo se desenvolve dentro de nós, na Terra e no Universo através do princípio que Ele criou e que é a alma. Compreendendo esse princípio, compreenderemos também a estrutura da Criação e a partir desse momento elas serão úteis para nós.

10

A precisão da organização da evolução, através da correlação do sujeito individual com os objetos, acontece através do acordo da informação fornecida pela alma que reflete sobre o mundo externo "secundário", e que se multiplica através da consciência. Justamente onde acontece o contato entre o mundo interno e externo nascem conhecimentos que se transformam em compreensões. Quando a consciência entende isso, a informação vai ser projetada para o nível espiritual e transformada em imagem real. Assim a realidade está sendo criada depois da realidade subjetiva. A alma que divulga o conhecimento real através do espírito amplia a consciência. A consciência no caminho espiritual reage, entende, realiza e amplia para construir e criar a estrutura do mundo.

O espírito:

O espírito é uma forma ativa da alma e um depósito energético para criar a realidade. Os elementos do corpo físico de Deus se manifestam na realidade através da concentração do espírito sobre a forma do objeto, tanto na macro-realidade (externa) como na micro-realidade (interna). O espírito do plano físico é o que fornece o crescimento e que o limita. Através do espírito as células podem se dividir e somente na sua presença elas podem se decompor. O espírito é a vida. A vida existe em cada objeto e em cada ser vivo. O espírito está em todos os lugares e em tudo. Ele não é uma nuvem pequena como algumas pessoas o imaginam. Ele é energia que possui uma organização e uma estrutura.

Ligamos a TV e o monitor brilha. Transferindo essa analogia para o ser humano, o monitor é a consciência. No entanto, apenas analogamente, pois a consciência humana é muito mais elevada e complexa. Ela é o princípio da projeção da ideia do Universo no infinito, e o espírito é o que deixa o monitor funcionar, é o que o possibilita fazer sua tarefa!

11

O espírito é a conexão do invisível contido na alma com a consciência visível. O espírito é a força e é como os fluxos dos neutrinos (partículas elementares neutras) para que não existam bloqueios e para que penetrem em tudo.

Nem a massa da Terra nem barreiras artificiais podem frear o espírito. Ele é tudo, penetra em todas as coisas e não danifica nada. Ele possibilita tudo aparecer, existir.

"O espírito vai aonde deseja."
(citação da Bíblia)

A consciência:

A consciência é a capacidade geral de processar informações e reagir sobre elas. No entanto, a consciência possui diversos estados diferentes: o onírico, o de alerta e o ampliado. A consciência ampliada é um mundo mensurável de uma soma, ou seja, de muitas dimensões. E, além disso, existe a consciência verdadeira. Cada nível possui especialidades próprias.

A consciência comum percebe a realidade baseando-se naquilo que foi espelhado e armazenado historicamente. Nesse caso a imaginação sobre o mundo que existe ao nosso redor representa um valor médio dos pensamentos sobre o mundo, e das pessoas que vivem nele. Podemos dizer que são parábolas sobre todos nós.

A consciência ampliada nasce quando o mundo está sendo percebido dentro das correlações entre o mundo visível e invisível. Ela é capaz de perceber tanto os processos do mundo visível como também os processos invisíveis. Ela é capaz de controlar paralelamente processos dos níveis micro e macro nos mesmos níveis.

12

A consciência verdadeira espelha a estrutura inteira do mundo, e através dela qualquer elemento da realidade pode ser gerado.

Para quê precisamos da consciência ampliada? Para saber e para enxergar. Estamos falando do enxergar "espiritual". Pessoas com uma consciência subdesenvolvida, comum, percebem o mundo de forma diferente, como se elas estivessem caminhando cegamente pela noite. Elas caem, levantam e caem novamente fraturando a testa e o nariz. Elas são livres ou é apenas uma ilusão sobre a liberdade?

"Você tem que saber para onde está andando. Você precisa conhecer o caminho – isso significa liberdade."

O estar consciente é principalmente a compreensão de si mesmo como uma personalidade própria. Quando o ser humano alcança o nível da verdade, ele tem a possibilidade de transformar virtudes psicofísicas e mentais e o andamento de processos físicos, pois todos os processos do mundo estão conectados com o fator global do ser humano.

Consideramos que o ser humano é a fonte. Receber o impulso, processá-lo e fornecer o impulso, criar algo material ou transformar algo: tudo isso são funções da consciência e das suas capacidades gerais! Receber informação, processá-la e reagir sobre elas. No nível do impulso do pensamento, a alma, o espírito e a consciência podem resolver qualquer problema, muitas vezes instantaneamente!

As tecnologias da consciência estão descritas nos trabalhos de Grabovoi. O presente material baseia-se em resultados alcançados por esse sábio extraordinário, curador e clarividente. A consciência é uma reação generalizada do sujeito sobre o meio externo informativo, ela pode ser criada somente onde

13

existe informação interna e/ou externa. Por isso, e conforme o entendimento geral, a consciência possui uma estrutura que une a realidade espiritual (imaterial) e a física (material).

A capacidade de trabalhar com a consciência através da alma e do espírito pode causar transformações radicais, tanto do sujeito como também do objeto. Nesse caso não é o meio externo que determina a estrutura do ser humano, mas o ser humano que determina a estrutura do mundo. Exatamente isso acontece quando pessoas doentes nos procuram: corrigimos a situação subjetiva de um ser humano concreto nesse mundo, pois tudo no mundo está construído na base da consciência. Porque a consciência pode influenciar qualquer elemento da realidade através da alma e do espírito.

4. Cura "espiritual" de doenças infantis

A medicina vai transformar-se no futuro, passando de terapias corporais físicas para métodos de cura espiritual e mental. E especialmente para pessoas que regeneram a harmonia entre alma e consciência, ou que ajudam a evitar uma desarmonia antes que esta se instale, esses métodos vão eliminar a longo prazo também as causas das enfermidades.

Na era da tecnologia tecnocrática o ser humano chegou a um ponto em que ele pode se destruir, bem como destruir a humanidade inteira. Existem muitos exemplos disso. Os seres humanos adoecem cada vez mais de doenças oncológicas em vez de gripe e diariamente milhares de crianças morrem porque não existem medicamentos para curá-las das gravíssimas doenças. O ser humano está começando a se voltar cada vez mais para Deus. Por que?

O ser humano pede ajuda, saúde, felicidade, sucesso e outras coisas. O ser humano pede a seu Criador aquilo que Ele já deu desde o princípio de forma completa e idêntica para todos. Somente poucos pedem a Deus o conhecimento sobre o que realmente somos, sobre quais capacidades possuímos, e como podemos e devemos usar essas capacidades que o Criador nos deu para poder nos ajudar, bem como ensinar isso aos outros.

O SVET-Centre oferece tecnologias concretas e simples que funcionam quando o ser humano tem fé em Deus, em si próprio e na sua origem divina.

Por exemplo, observemos uma situação de doença infantil, a escarlatina, que normalmente acomete crianças entre 3 e 8 anos. Essa é aquela idade em que a criança percebe o mundo, tanto diretamente como também através da sua alma. Sua alma diagnostica os acontecimentos já com 14 dias de antecedência. Observando o tempo, a partir do momento da enfermidade até a cura, podemos entender que a criança enxerga os futuros acontecimentos negativos que possam ocorrer no seu meio externo, por exemplo em parentes, e começa a

15

processá-los através da doença. A criança processa os acontecimentos futuros e os relacionamentos entre os pais e parentes próximos. Assim ela tenta inconscientemente chamar a atenção sobre esses futuros acontecimentos para gerar uma compreensão da situação. Para entender essa criança devemos seguir o caminho do desenvolvimento espiritual ampliado, o "caminho do conhecimento". Obviamente os pais ainda não têm ideia do porque seu filho adoeceu. A medicina convencional diz que a doença foi transmitida porque ela é contagiosa. Eles são da opinião de que a criança se "contagiou" através do contato com uma pessoa doente. Isso não é bem assim!

Quanto menor a criança, maior será a possibilidade de que ela adoeça. Crianças (seres humanos) vêm para esse mundo para melhorá-lo, transformá-lo e limpá-lo, para criar amor. Dizem que o sistema imunológico em crianças ainda não é bem desenvolvido. Não acreditamos nisso! Nas crianças a estrutura da consciência ainda está fraca. A criança age diretamente do nível da alma porém, a ferramenta de criar é a consciência. Sua consciência "ainda não sabe se virar" no mundo e por isso ela pode adoecer.

Vamos investigar mais uma variação em que a criança vai para um jardim de infância ou para a escola. Crianças que frequentam essas instituições começam a se ajudar umas às outras. Elas assumem os problemas da criança enferma e começam a ajudá-la dessa maneira, e adoecem também. Quando a enfermidade ainda não se manifestou no nível físico significa que a criança não a vê. Ela vê o problema do mundo externo e fala no nível da alma para a outra criança: "eu vou te ajudar" – e ajuda. E também uma segunda e terceira criança começa a ajudar.

Portanto, podemos perguntar por que nem todas adoecem. Isso é muito simples: as crianças não somente aprendem no nível físico, mas principalmente no nível espiritual. Para uma criança é suficiente olhar, e ela já entendeu tudo. Uma outra criança precisa passar por essas experiências. Assim elas aprendem

16

como o ser humano pode se comportar nas diversas situações, como podem construir relacionamentos e como eles aparecem e podem ser vivenciados no mundo externo e interno. Em todos os casos, o ser humano sempre obtém o conhecimento e no mundo físico a criança readquire, com incrível rapidez, o conhecimento que foi apagado ao nascimento.

Tendo passado uma vez por certas enfermidades, desenvolve-se a imunidade. A imunidade nada mais é do que aquele conhecimento que veio da alma através do espírito e da consciência. Quando a criança passou uma vez por essa experiência no plano espiritual, ela sabe exatamente como deve criar futuramente relacionamentos e acontecimentos na sua própria vida.

Como isso pode ser evitado mantendo assim mesmo o estado normal da saúde? Precisamos desenvolver simplesmente a capacidade espiritual de enxergar, para que pais e crianças possam transformar qualquer situação até seu aparecimento no plano físico. Em relação à doenças infantis podemos dizer: precisamos criar os processos futuros, os relacionamentos dos pais e os relacionamentos das crianças com seus pais, pois acontecimentos que influenciam, que têm uma relação direta com a família, ocupam um papel muito importante. Obviamente esses relacionamentos sempre podem ser corrigidos amorosamente mesmo sem possuir o conhecimento espiritual sobre o controle através da consciência.

17

5. Números de controle como forma fixa

Atrás de cada número existe uma estrutura vibratória correspondente. O mesmo vale para sequências numéricas. As sequências numéricas mencionadas nos livros de Grabovoi "Exercícios de concentração para 31 dias" e "A regeneração da saúde através da concentração em números" estão correlacionadas com o controle dessa esfera espiritual. Por isso, o trabalho com esses números ajuda no desenvolvimento espiritual. As sequências numéricas estimulam a estruturação da consciência para controlar os acontecimentos.

Concentrando-se nos números, paralelamente   você deve entender conscientemente e sentir o próprio organismo, visualizá-lo internamente – visualizá-lo totalmente saudável! Isso é importante para uma rápida regeneração para o estado normal (conforme a norma do Criador).

Expressando-se no nível fundamental podemos dizer que atrás de cada número existe uma estrutura vibratória espiritual-energética que assegura sua eficácia. Além disso, existe atrás de cada palavra e som uma estrutura vibratória espiritual-energética. Na consciência humana existem áreas que estão correlacionadas a cada número. Durante a concentração em cada número estão sendo geradas vibrações nessas áreas, não importando a língua que seja falada.

Preste atenção sobre o seguinte momento importante!

Devemos entender que a efetividade da concentração depende totalmente da sua postura sobre a concentração. Tente abrir-se para esse processo criativo. Escute sua voz interna, que lhe ensina o lado prático dessas concentrações. Por exemplo, escrever simplesmente uma sequência numérica num papel e se concentrar nela. Ou de outra forma: durante a concentração sobre uma

18

sequência numérica de 9 números imagine-se dentro de uma esfera (espaço redondo), com os números pairando a sua frente na superfície interna dessa esfera. A informação sobre sua meta de concentração (por exemplo, a cura de uma pessoa) encontra-se numa outra esfera pequena dentro da esfera grande com os números. Concentre-se para descobrir aquele número que brilha mais. Após ter recebido o primeiro impulso mental de que algum número dessa sequência numérica na superfície interna da esfera brilha mais forte do que os outros, fixe-o mentalmente! Em seguida, junte mentalmente a esfera interna que contém sua meta de concentração (saúde) com o elemento receptor em forma desse número e o processo de cura terá começado.

Durante a concentração numa sequência numérica de 7 números pode-se imaginar, por exemplo, que os números se encontram sobre uma das superfícies de um cubo. Aqui você pode misturar os números intuitivamente de tal forma que o melhor efeito seja alcançado.

6. A cura de qualquer enfermidade através da ajuda de sequências numéricas

Tal como é descrito no livro de Grabovoi "Regeneração do organismo humano através de concentração em números", esse método de cura de enfermidades usando as sequências numéricas é simples e muito efetivo. Nesse livro estão mencionados aproximadamente 1.000 nomes de enfermidades, sendo que a cada enfermidade está correlacionada uma sequência numérica. Essas sequências numéricas podem ser compostas de 7, 8, e 9 algarismos. Concentrando-se numa sequência numérica concreta você obtém a cura dessa doença. Portanto, podemos perguntar: por que um ato tão simples é tão efetivo? Porque cada enfermidade representa um desvio da norma. O desvio da norma pode existir nas células corporais, nos órgãos ou na função de todo o organismo. A cura da enfermidade significa a regeneração para a norma. As sequências numéricas estimulam a regeneração. Trabalhando com as sequências numéricas, concentrando-se nelas, você se adapta a um estado que representa a norma. O resultado é a cura da doença. Para poder entender melhor o processo da cura, deve-se ter uma explicação sobre o sistema vibratório de números. Nossa vida discorre ritmicamente, planetas giram em vias periódicas ao redor do Sol, o que significa para a Terra uma mudança permanente entre primavera, verão, outono e inverno. A Terra gira ao redor de seu próprio eixo e vivenciamos isso como dia e noite. No micro-nível acontece o mesmo. Elétrons giram em vias definidas e com movimentos rítmicos ao redor do núcleo do átomo. Cada um de nós pode escutar e sentir seu próprio batimento cardíaco. Em nosso corpo cada célula tem seu próprio ritmo, bem como a totalidade de todas as células no corpo têm seu próprio ritmo. Além disso existe um ritmo ao nível da correlação orgânica.

Nesse contexto, o nosso organismo pode ser comparado a uma orquestra, onde muitos músicos tocam uma peça harmônica através de uma partitura comum. Uma orquestra soa totalmente diferente de um único músico tocando seu instrumento. Quando um único músico na orquestra desafina e quebra a harmonia, o todo é perturbado. O mesmo acontece no organismo. O ritmo de cada órgão, de cada célula no organismo desarmoniza ou harmoniza o organismo inteiro - ninguém deveria tocar errado, todos deveriam tocar harmonicamente. O som no nosso corpo sempre pode e deve ser harmônico. Quando um órgão ou uma função corporal se desvia da norma, significa uma desarmonia do todo - uma doença. Somos o maestro dessa orquestra que pode regenerar o som harmônico no corpo através da alma, do espírito e da consciência.

Esse ritmo também pode ser observado onde ele à primeira vista nem existe. Olhando para o arco-íris, vemos cores belas e fortes. No entanto, o que representam as cores do ponto de vista científico? Nossa percepção de cores baseia-se no efeito de ondas eletromagnéticas com frequências diferentes. Por exemplo, a frequência da cor violeta é uma duplicação da frequência da cor vermelha. Também por trás da percepção das cores existem diversas frequências, ou seja, vibrações. Cada cor está correlacionada a uma frequência determinada. Todas as imagens que vemos, por exemplo, na TV são apenas uma mistura de três cores: vermelho, verde e azul. A melhor imagem para nós é quando cada uma dessas três cores existe em partes diferentes e com claridade diferente. Assim, cada nova escolha de cores espectrais gera seu próprio efeito.

O mesmo vale para sequências numéricas. Cada número pode ser observado como uma frequência e cada sequência numérica como uma série de frequências, ou seja, vibrações. Por exemplo, ocupando os assentos numerados com desarmonia num avião, o equilíbrio inteiro pode ser alterado durante todo o vôo, causando vibrações indesejadas. Do mesmo modo, uma ocupação harmônica nos assentos harmoniza e estabiliza o vôo.

A respeito do livro com o catálogo das sequências numéricas (Regeneração do organismo humano através de concentração em números):

O livro consiste em 27 capítulos. Em cada capítulo está contida a totalidade de quadros enfermos determinados. Os primeiros 25 capítulos contêm todas as enfermidades conhecidas. Após a denominação de cada capítulo aparece a sequência numérica relacionada em geral a todas as enfermidades desse capítulo. Essa sequência numérica sempre pode ser usada, especialmente quando falta um diagnóstico exato, porque muitas vezes apenas se sabe que uma doença pertence a essa área! Quando existe um diagnóstico, usa-se a sequência numérica correspondente. No livro aparece a sequência numérica diretamente depois do nome da enfermidade.

No capítulo 26 existem concentrações sobre doenças desconhecidas. O procedimento é o seguinte: o corpo é composto de 7 partes e a cada parte está correlacionada uma sequência numérica.

Como usar:

Por exemplo, alguém está sofrendo de cefaléia. Nesse caso usamos a sequência numérica para a cabeça. Quando existem dores em várias partes do corpo, concentre-se primeiro na sequência numérica para uma parte do corpo e depois, uma após a outra, sobre as sequências numéricas relacionadas às outras regiões afetadas.

22

Comparamos primeiro as sequências numéricas compostas de 7, 8 e 9 algarismos. Uma sequência numérica composta de 9 algarismos ajuda a curar uma ou duas doenças. Uma sequência numérica composta de 8 algarismos ajuda a curar 5 doenças e uma sequência numérica composta de 7 algarismos ajuda a curar 10 ou mais doenças. Essas sequências numéricas possuem mais possibilidades que as outras. Por isso, as sequências numéricas compostas de 7 algarismos foram publicadas no catálogo de Grabovoi.

Pode-se ler os números da esquerda para a direita ou começar no primeiro, depois o último até chegar ao algarismo do meio. A concentração pode ser feita de várias maneiras. Concentre-se em cada número durante o mesmo período de tempo, ou por períodos diferentes, ou como lhe convier mais. Modificando o tempo da concentração num número, também se modifica a intensidade do efeito desse número sobre a cura. Consequentemente, o efeito da concentração é sempre diferente. Por isso aconselha-se confiar na sua intuição durante a concentração, sendo que o efeito regenerativo sempre será alcançado.

Em seguida algumas doenças conhecidas e problemas, com as combinações numéricas respectivas para a harmonização e cura.

Área da enfermidade	Sequência numérica
Doenças desconhecidas geral (*)	1884321
Cabeça	1819999
Pescoço	18548321
Braço e mão direito	1854322
Braço e mão esquerdo	4851384

23

Tronco	5185213
Perna e pé direito	4812531
Perna e pé esquerdo	485148291

(*em caso de doenças desconhecidas escolher a parte do corpo correspondente)

Doenças conhecidas do catálogo no livro „Regeneração do organismo humano através da concentração em números":

Quadro enfermo	Sequência numérica
Alergias	45143212
Artrite	8111110
Asma brônquica	8943548
Feridas	5148912

Outras combinações numéricas interessantes
(não publicado no livro):

Tema principal (problema)	Sequência numérica	Objetivo da concentração
Harmonização do presente	71042	denominar individualmente
Harmonização do futuro	148721091	denominar individualmente
Harmonização do passado	7819019425	denominar individualmente

24

Plantas	811120218	denominar individualmente
Animais	555142198110	denominar individualmente
Normalização de situações financeiras *	71427321893	denominar individualmente
Solução de perguntas e problemas gerais *	212309909	denominar individualmente
Relacionamentos harmônicos na família	285555901	denominar individualmente
Relacionamento harmônico no trabalho	141111963	denominar individualmente
Estimular crianças a estudar	212585212	denominar individualmente
Transformar negativo em positivo	1888948	denominar individualmente

(*Para melhorar a concentração envolva-se com a sequência numérica respectiva, coloque-a na carteira, no passaporte ou em outros documentos. Imagine a sequência numérica no seu trabalho ou na sua casa)

Outras combinações numéricas interessantes / concentração em partes corporais

Indicação	Sequência numérica	Concentração ...
Estados críticos	1258912	sobre os olhos e em seguida sobre objetos mais distantes do mundo externo
Insuficiência cardiovascular aguda	1895678	sobre a perna direita, o hálux do pé esquerdo e sobre a orelha esquerda

25

Choque traumático, choque ou estados parecidos a choque	1895132	sobre o olho direito, a orelha esquerda e o dedo mínimo do pé direito
Doenças tumorais benignas	18584321	sobre a superfície da pele das duas mãos e dos dois pés em geral
Tumores (malignos)	8214351	sobre a superfície da pele das duas plantas dos pés e sobre o antebraço esquerdo
Sepsis	58143212	sobre o antebraço direito e sobre objetos mais distantes do mundo externo
Doenças das vias respiratórias	5823214	sobre a perna direita e o dedo mínimo da mão esquerda
Doenças do trato digestório / órgãos digestórios	5321482	sobre a orelha direita
Doenças dos rins e das vias Urinárias	8941254	sobre a articulação do joelho direito
Doenças endócrinas e metabólicas	1823451	sobre a área entre o corpo físico e o mundo externo
Doenças profissionais	4185481	sobre a própria saliva
Intoxicações agudas	4185412	sobre a orelha direita e a articulação do joelho esquerdo
Doenças infecciosas	5421427	sobre a orelha direita e os cílios do olho direito
Doenças nervosas	148543293	sobre o indicador direito
Doenças da pele e venéreas	18584321	em seguida sobre as duas mãos, as duas pernas e o olho direito

26

Doenças cirúrgicas	18574321	sobre a coluna vertebral, a perna direita e a planta do pé esquerdo
Doenças oftálmicas	1891014	sobre os olhos e a área coccígea
Doenças dos dentes e da cavidade oral	1488514	sobre os dentes e o dedo mínimo da mão esquerda

7. A tecnologia do rejuvenescimento

Pegue uma foto onde você aparece jovem e feliz e segure-a na sua frente na altura dos olhos. Visualize a seguinte sequência numérica no espaço entre seu rosto e a foto, na altura da testa e concentre-se nela:

2145432   e   2213445.

Além disso, ilumine essas sequências numéricas com uma luz prateada-esbranquiçada. Para facilitar, pode escrever o número na foto acima da cabeça. Durante a concentração lembre-se dos momentos mais felizes na sua juventude, seu presente e seu futuro (sonhos). Isso pode ser repetido várias vezes ao dia, até que seja fixado na consciência. Depois continue conforme sua própria intuição.

27

8. A área da informação criadora

A área da informação criadora encontra-se entre a esfera de 1 metro da alma e a esfera de 5 metros da consciência.

Inicialmente construímos a geometria da área onde queremos trabalhar.

1. Criamos mentalmente uma esfera com um raio de 5 metros, estamos no centro dela (imagem 1).

2. Copiamos essa esfera, diminuindo-a para um raio de 1 metro. Estamos agora no centro dela (imagem 2).

Essas duas esferas nos ajudam a controlar as áreas informativas e físicas. Os centros das esferas encontram-se no centro geométrico do nosso corpo físico. Um ponto encontra-se na área do coração e o outro no centro do peito.

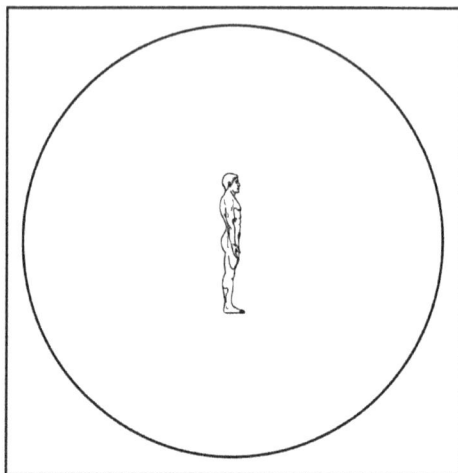

IMAGEM 1

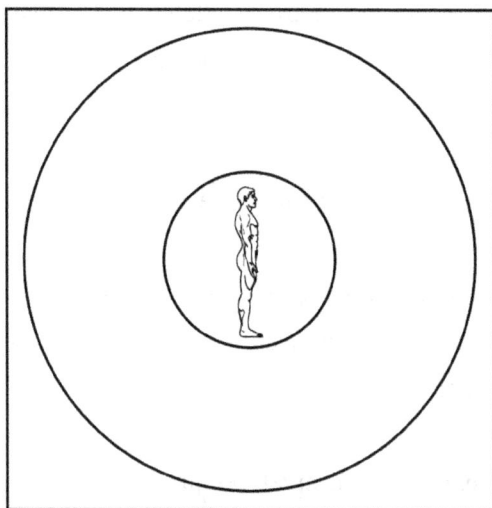

IMAGEM 2

Para o controle ativo de situações, observamos apenas aquela parte da esfera que está localizada na frente do nosso corpo na altura do peito. Obviamente as esferas também existem atrás do corpo, na área das costas. Entretanto, não usamos essas partes das esferas porque elas representam a área do controle. Devemos trabalhar mentalmente com essas partes das esferas somente em casos específicos.

Antes de usar o controle, devemos saber que também o corpo físico é um elemento da percepção. Nesse caso não usamos o conhecimento da morfologia/anatomia. Usamos somente aquilo que podemos ver com nossos olhos. Escolhemos a área da nossa percepção dentro da esfera de 1 metro. Isso acontece da seguinte forma:

Imaginamos ondas informativas (fluxo de luz) que estão sendo geradas entre nossas sobrancelhas e emitidas de lá. Elas estão sendo espelhadas pela superfície interna da esfera de 5 metros e refletem de volta na esfera de 1 metro. Dessa forma é criada uma linha de onda que corresponde à nossa percepção geométrica. (Imagem 3).

Portanto, como podemos trabalhar com a área da informação criadora?

Podemos usar qualquer informação que existe ao redor do ser humano. Aqui usamos o exemplo de uma epidemia de gripe para mostrar como a informação pode ser transformada:

Primeiro vamos para o macro-nível, porque em relação a essa doença o ser humano representa o micro-nível (a gripe é um fenômeno coletivo). Para que a informação de uma situação anormal (conforme a norma da Criação), ou seja, aqui a epidemia de gripe, não desequilibre o ser humano, vamos para o macro-nível, ou seja, além da nossa esfera de 5 metros.

No macro-nível o ser humano é maior e mais forte. Olhando agora do macro-nível para o micro-nível, ele não se encontra mais na „zona de perigo" da epidemia da gripe.

Para chegar ao macro-nível falamos mentalmente:

„*Vou para o macro-nível*".

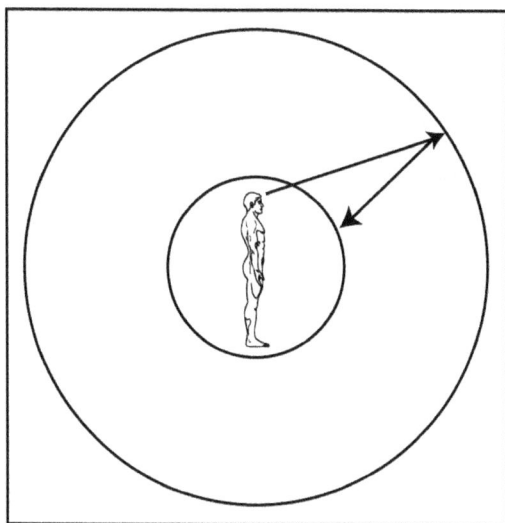

IMAGEM 3

Começamos a preparar (perceber) a área da transformação que é responsável pela anomalia. Ela se encontra num segmento localizado na superfície externa da esfera de 1 metro e num segmento localizado na superfície interna da esfera de 5 metros. Falamos:

„ Vejo o segmento que é responsável pela informação sobre a anomalia na superfície externa da esfera de 1 metro. "

Marcamos mentalmente esse segmento e continuamos dizendo:

„ Vejo o segmento que é responsável pela informação sobre a anomalia na superfície interna da esfera de 5 metros. "

Marcamos mentalmente também esse segmento, conectamos os dois segmentos e marcamos a área (informativa) com o sinal de Cristo, a letra X que simboliza a simetria diagonal no sentido da Criação (imagem 4) ou escrevemos aqui a palavra „NORMA" (imagem 5). Paralelamente iluminamos essas áreas com uma luz prateada-esbranquiçada.

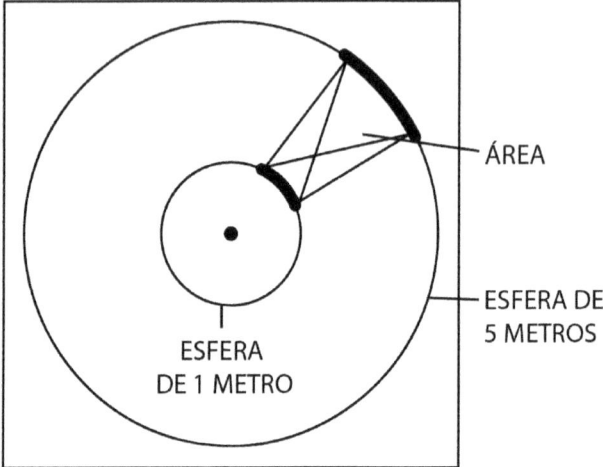

IMAGEM 4

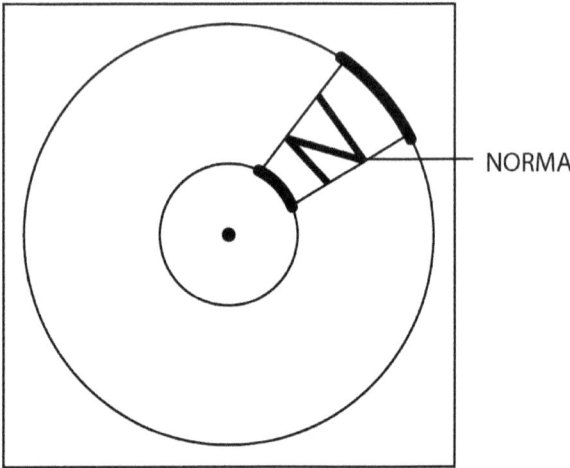

IMAGEM 5

Dessa forma fixamos a área da informação criadora sobre a anomalia com todas as informações juntas e transformamos todas as informações anormais em informações que correspondem à norma do Criador.

Colocamos ainda a hora e a data e enviamos a informação positiva para o infinito. Assim determinamos a hora exata, a partir da qual essa informação começa a se expandir pelo mundo.

Transformamos a informação sobre a epidemia a partir do macro-nível!

9. Os princípios do trabalho com qualquer enfermidade

Quando uma informação penetra no organismo existem pontos de perfuração no ser humano, ou seja, na esfera de 1 metro. Eles parecem pontos ou até furos na esfera. Todos os pontos de perfuração podem ser regenerados. Construímos um „esparadrapo de luz" através da luz do Espírito Santo e falamos:

„Regeneração para a norma em todos os pontos de perfuração."

Cada enfermidade possui uma estrutura informativa. Após ter eliminado os pontos de perfuração, eliminamos sua estrutura informativa com o seguinte comando:

"Vejo as estruturas informativas da doença e envolvo-as com a esfera de luz prateada-esbranquiçada (ou com „plasma quente"). Reduzo essas estruturas para o tamanho de um ponto e transfiro-as para além do limite da esfera de 5 metros, para dentro de um cubo prateado-esbranquiçado, a fim de transformar todas as informações negativas em positivas."

Aconselha-se transferir todas as estruturas informativas da doença para além da esfera de 5 metros, para dentro do cubo prateado-esbranquiçado. Esse cubo é um recipiente fechado onde podemos descarregar todas as informações negativas para poderem ser transformadas. Dessa forma eliminamos , ou seja, transformamos a estrutura informativa da doença.

Em seguida eliminamos a célula guia. Envolvemos a célula guia com uma esfera de plasma quente, reduzimos ao tamanho de um ponto e transferimos para além do limite da esfera de 5 metros. No momento em que eliminamos a célula guia precisamos implantar imediatamente uma nova célula de matéria viva.

Colocamos a célula de matéria viva no lugar da célula guia. A partir da nova célula transferimos a informação para todas as outras células. Sempre que eliminarmos uma informação negativa, precisamos implantar imediatamente uma nova informação positiva nesse lugar. Verbalizamos:

„Regeneração desse órgão para a norma do Criador.“

Em seguida refazemos todas as conexões com todas as outras células e órgãos através da hipófise. Para isso enviamos um comando para a hipófise dizendo:

„Regeneração de todas as conexões desse órgão com todos os outros órgãos.“

No fim colocamos data e hora e enviamos tudo para o infinito. Dizemos (exemplo):

„16:30h no dia 1º. de Maio de 2010.“
Enviamos a informação positiva para o infinito.

10. A coluna vertebral e seus pontos energético-informativos

Existem pontos energético-informativos ao lado de toda a coluna vertebral. Esses pontos recebem energia e informações. Normalmente a distância do corpo físico desses pontos energético-informativos é de 2 cm na área da nuca e 2,5 cm nas outras áreas. Os pontos mais importantes são a 3a. e 7a. vértebra cervical e a 8a. vértebra torácica.

Esses são os pontos mais perfurados, os mais sensíveis, porque recebem um fluxo muito grande de informações. Existem também informações negativas vindas do mundo externo penetrando neles. Em relação ao ser humano, o mundo externo representa o macro-cosmo. Você também pode ir para o macro-nível pronunciando:

„Vou para o macro-nível e a partir
do meu corpo físico dou um impulso
para todas as conexões negativas
que meu corpo físico percebe. "

Tecnologias para trabalhar com a coluna vertebral:

Em problemas com a coluna vertebral, por exemplo, escolioses, hérnia de disco ou desgaste vertebral trabalhamos da seguinte forma (veja as imagens):

Colocamos uma esfera em cima do atlas e na área do cóccix e instalamos um programa que estende cada esfera da coluna vertebral até a norma.

Em seguida colocamos um arquétipo (Etalon/modelo/modelo primordial) da coluna vertebral atrás da coluna real que vai ser tratada, gerando assim um espaço entre o arquétipo e a coluna vertebral.

Agora colocamos o monitor da alma do Criador na frente, mas do lado interno da coluna vertebral. Imaginamos uma esfera de matéria viva. Dela sai um fluxo de matéria viva para o espaço entre a coluna vertebral e o arquétipo, regenerando a área danificada. Um segundo fluxo sai pelo canal espinhal da coluna vertebral, regenerando todas as estruturas da coluna. Instalamos um programa respectivo:

„Regeneração da coluna vertebral até a norma do Criador."

A COLUNA VERTEBRAL E OS PONTOS ENERGÉTICO-INFORMATIVOS

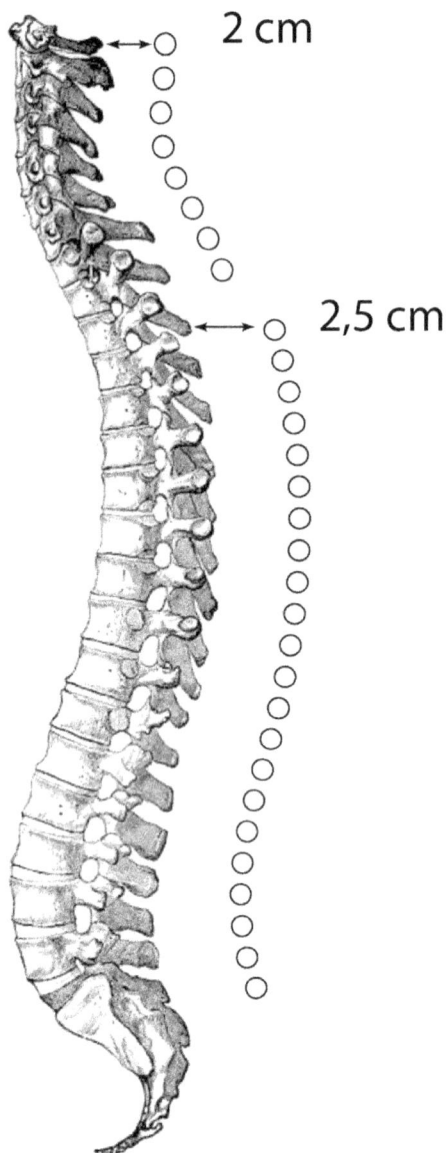

2 cm

2,5 cm

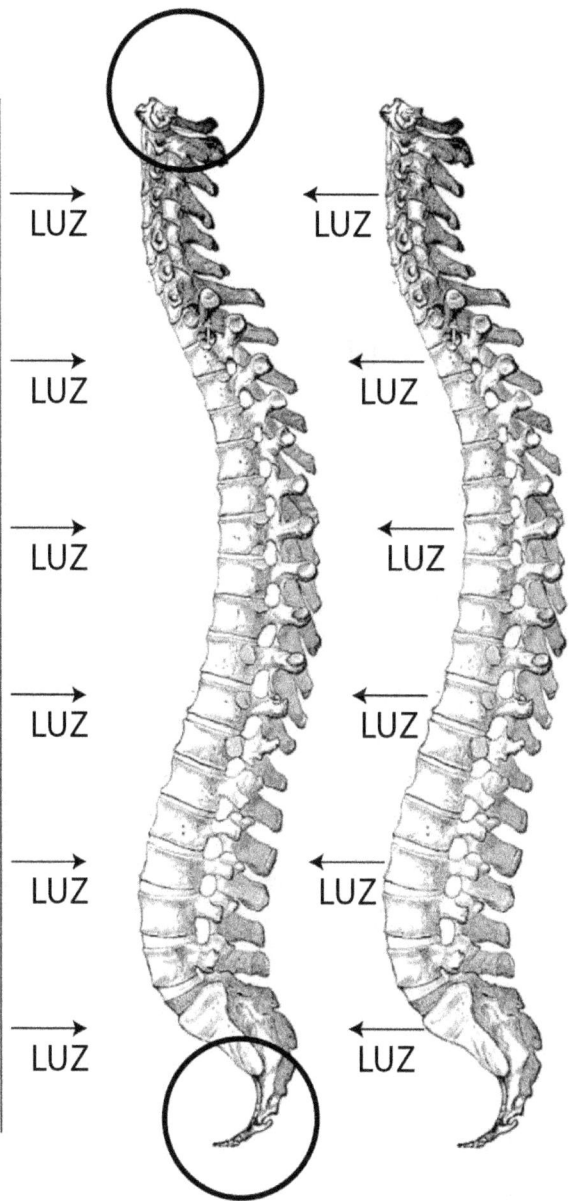

MONITOR DE LUZ DE DEUS

LUZ

LUZ

LUZ

LUZ

LUZ

LUZ

ARQUÉTIPO

LUZ

LUZ

LUZ

LUZ

LUZ

LUZ

ESFERA DE
MATÉRIA VIVA

MONITOR DE LUZ DE DEUS

LUZ
LUZ
LUZ
LUZ
LUZ
LUZ

ARQUÉTIPO

LUZ
LUZ
LUZ
LUZ
LUZ
LUZ

40

Agora extraímos da estrutura óssea, da parte torácica frontal da coluna vertebral, uma célula informativa e a instalamos no fluxo fotônico para a regeneração da estrutura celular da coluna vertebral. Instalamos o programa pronunciando:

„Regeneração da estrutura celular da coluna vertebral para a norma do Criador. "

Colocamos data e hora e enviamos tudo para o infinito. Colocamos a hora porque estamos construindo a tecnologia no infinito. No momento em que colocamos a hora em uma célula, transformamos a área num sentido melhor. E como temos o conhecimento de que o tempo mantém o espaço, transformando o sentido começa o processo de regeneração para a norma no ser humano.

Tecnologia com 4 esferas:

Para colocar uma vértebra no seu lugar correto, instalamos 4 esferas em cada lado da vértebra, conectando-as com raios de luz. Os raios de luz funcionam como um elástico, puxando as esferas opostas e recolocando uma hérnia de disco ou uma vértebra deslocada em seu lugar correto. Através das esferas que „rolam" pela coluna vertebral inteira, todas as vértebras voltam ao seu lugar da norma, sendo fixadas dessa forma.

As esferas movimentam-se a uma velocidade muito grande. Instalamos um programa respectivo e pronunciamos:

„Regeneração da estrutura celular da coluna vertebral para a norma do Criador."

Colocamos data e hora e enviamos tudo para o infinito.

TECNOLOGIA COM 4 ESFERAS

VISTA DE CIMA

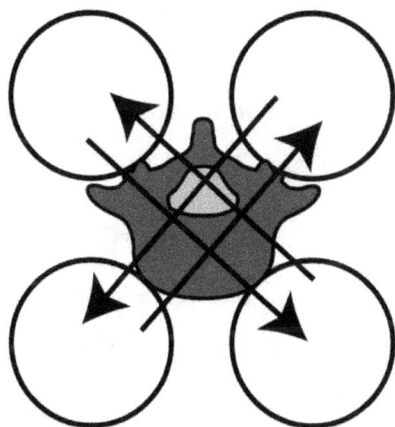

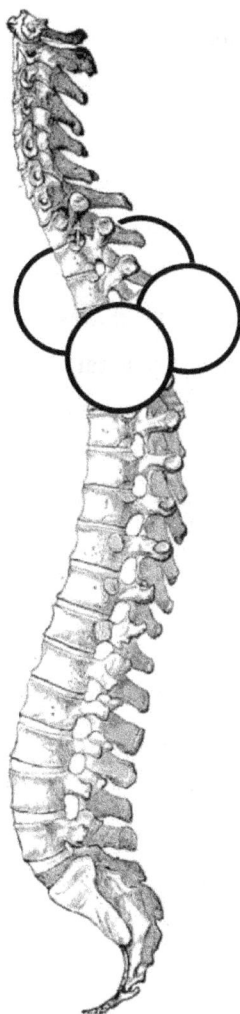

11. O trabalho com o fluxo
de luz do Criador

Usamos o fluxo da luz do Criador para a limpeza de influências negativas, informações e emoções - após o trabalho, no final de um dia cansativo ou de uma tarefa. Ele pode ser emitido na direção de um prédio, para harmonizar uma sala e as pessoas dentro dela. Podemos nos colocar dentro do fluxo da luz do Criador para limpar o corpo físico de influências e emoções negativas.

Algumas pessoas imaginam o fluxo de luz do Criador vertical, como chuva ou cor dourada, outras como um fluxo horizontal onde podem se deitar. É importante visualizar sua própria imagem fortemente. Formulamos nosso objetivo, colocamos um programa de controle e pronunciamos:

>*„Estou agora (ou o nome da pessoa) no fluxo de luz do Criador para limpar e liberar meu (ou dela) corpo físico de todas as informações e emoções negativas. "*

Informações e emoções negativas não correspondem à norma divina. Para harmonizar ambientes e pessoas, colocamos a casa, o apartamento, o escritório ou o lugar desejado dentro do fluxo de luz do Criador para regenerar a norma. O mesmo pode ser feito com animais, plantas ou objetos.

Formulamos nosso objetivo, instalamos um programa de controle e pronunciamos:

>*„Coloco essa sala onde estou (ou: que estou visualizando querendo harmonizá-la) no fluxo de luz do Criador para eliminar todas as informações e emoções negativas. "*

Em seguida colocamos a data e a hora e enviamos tudo para o infinito.

44

12. O Extruder

O Criador criou o Extruder para eliminar células cancerígenas, informações negativas como também informações de doenças. Ele normaliza e regenera as células do organismo e os acontecimentos externos no sentido da Criação.

Os Extruders são compostos de dois monitores côncavos de transmissão do mundo visível para o mundo invisível. Completando a seguinte imagem, criaríamos duas esferas: uma esfera inferior e uma superior contendo uma esfera de matéria viva. No centro disso está o cubo do tempo.

Um Extruder trabalha da seguinte maneira: ele abrange a célula negativa de um certo órgão e a leva no sentido horário para a esfera com matéria viva. No caminho para a matéria viva, a célula passa pelos dois monitores transmissores, ou seja, do mundo visível para o mundo invisível.

Passando pelo primeiro monitor, a informação negativa sobre a doença está sendo apagada na célula, como também no cubo do tempo. Passando pelo segundo monitor, apaga-se a informação sobre a origem da célula, e também a informação sobre a própria célula.

Dessa forma, a célula chega totalmente „limpa" - anônima - e com um DNA danificado - na esfera com matéria viva. Aqui ela está sendo regenerada e recuperada conforme a norma. Ela recebe a informação positiva conforme a norma do Criador sobre seu órgão de origem. Em seguida ela volta em sentido horário para o órgão de onde foi tirada.

Na prática colocamos o Extuder em cima de qualquer órgão ou em cima de qualquer situação. Formulamos nosso objetivo, instalamos um programa de controle e pronunciamos:

„Coloco o Extruder à distância em cima da informação negativa do meu fígado (ou qualquer outro órgão ou situação)."

Em seguida colocamos data e hora (pode ser em intervalos de tempo), como também a informação da norma.

Para que a transformação possa acontecer mais rapidamente, pode-se colocar uma célula de plasma quente ou frio no cubo do tempo. Assim, o potencial energético do Extruder aumenta ainda mais.

Através desse método qualquer informação pode ser transformada:

gripe, resfriado, processos inflamatórios. Conforme o agressor, instalamos o programa de controle e ativamos o Extruder.

Utilizamos um Extruder para processos internos, ou seja, enfermidades, desarmonias pessoais etc. e um Macro-Extruder para acontecimentos externos como catástrofes, enchentes e tornados.

EXTRUDER

ESFERA DE MATÉRIA VIVA

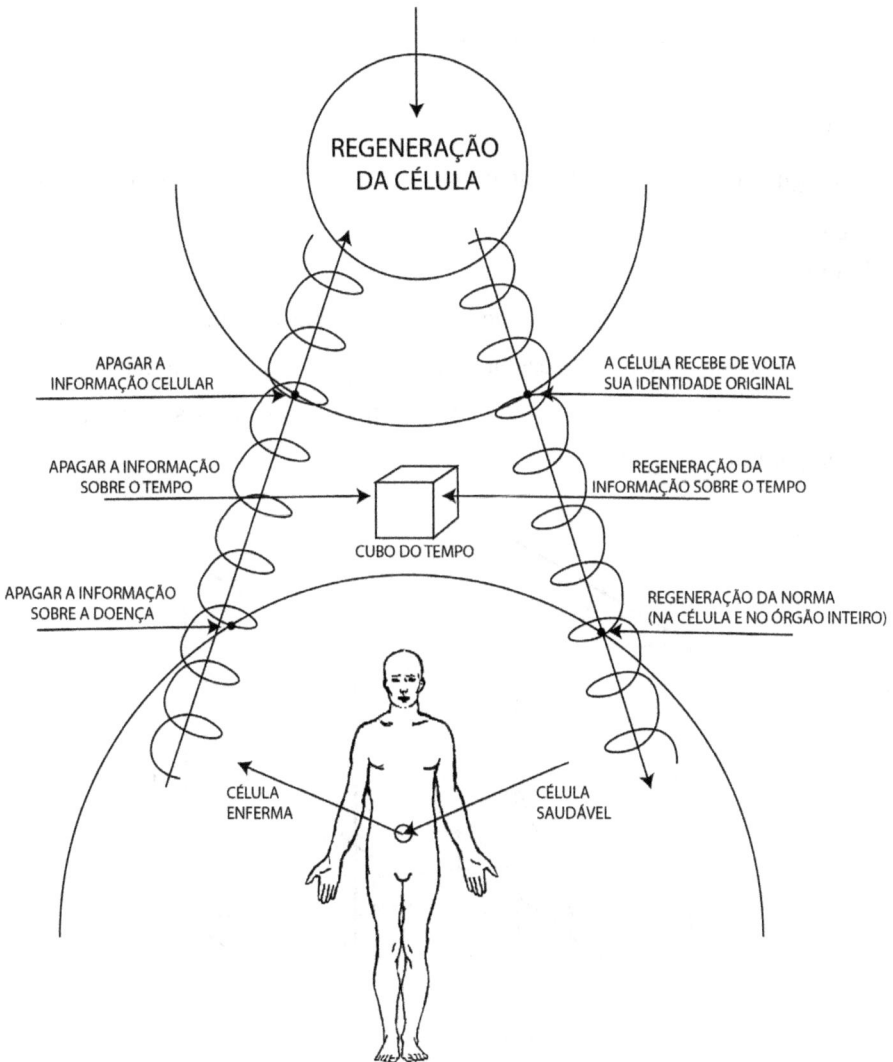

REGENERAÇÃO
DA CÉLULA

APAGAR A
INFORMAÇÃO CELULAR

A CÉLULA RECEBE DE VOLTA
SUA IDENTIDADE ORIGINAL

APAGAR A INFORMAÇÃO
SOBRE O TEMPO

REGENERAÇÃO DA
INFORMAÇÃO SOBRE O TEMPO

CUBO DO TEMPO

APAGAR A INFORMAÇÃO
SOBRE A DOENÇA

REGENERAÇÃO DA NORMA
(NA CÉLULA E NO ÓRGÃO INTEIRO)

CÉLULA
ENFERMA

CÉLULA
SAUDÁVEL

47

13. O sistema: Cubo -Cone - Cubo

Nossa consciência funciona muito bem usando formas geométricas, especialmente figuras como cone, esfera ou quadrado.

O trabalho com água:

Imagine um cubo; dentro dele está um cone e dentro do cone está um pequeno cubo. Esse sistema „cubo-cone-cubo" pode ser introduzido dentro de um recipiente com água (a água é um meio transportador). Mentalmente limpamos o recipiente de substâncias nocivas e paralelamente estruturamos e limpamos a água, até que ela esteja totalmente cristalina. Assim transformamos as informações sobre o conteúdo e a estrutura da água. O sistema pode ser usado para limpar qualquer líquido.

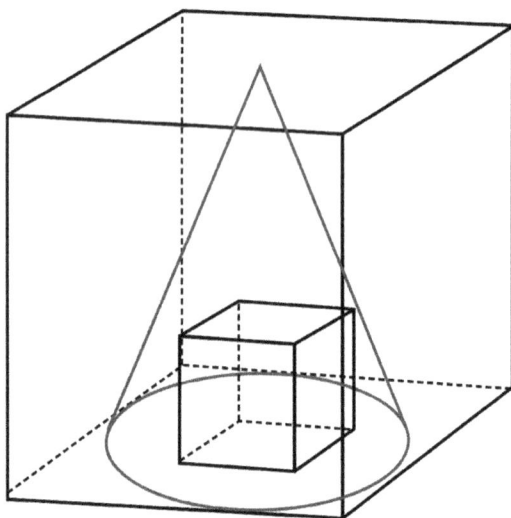

48

Exemplo para a limpeza da água:

Introduza a estrutura geométrica mentalmente durante 24 horas na água.

Pronuncie a seguinte fórmula para um programa de controle:

„Para eliminar e limpar a água de venenos, toxinas, micróbios e outros elementos nocivos, com o objetivo de estruturar as moléculas da água, como o Criador fez no Princípio a água e a eternidade."

Fale mentalmente ou verbalize:

„*Instalo o sistema cubo-cone-cubo em todas as águas, em rios e lagos (ou: no epicentro de uma catástrofe, em regiões e áreas onde há água contaminada etc.) e dou-lhes a cura instantânea, limpeza de venenos e toxinas, radionuclídeos ou ligações químicas. E com meu amor, aliado ao amor do Criador, envio o efeito dessa tecnologia para a eternidade e para o infinito.*"

A regeneração do nível celular do sangue e da linfa:

Da mesma forma podemos limpar o sangue, o sistema hormonal, a linfa, órgãos ou células, porque nosso organismo é composto de aproximadamente 80% de água e a informação sobre uma enfermidade encontra-se no líquido das células. Podemos criar, multiplicar e instalar no corpo uma célula nova e saudável dentro dessas estruturas. Nesse processo células antigas, inclusive células cancerígenas, serão eliminadas.

Introduza mentalmente a célula norma viva do Criador dentro da estrutura geométrica cubo-cone-cubo. Em seguida introduza toda essa construção para dentro da aorta.

Verbalize a fórmula para um programa de controle imaginando paralelamente o sangue com uma cor bem vermelha:

> „Para a limpeza instantânea do sangue de venenos, toxinas, micróbios e outros elementos nocivos e sujeira com o objetivo de estruturar o nível molecular, como o Criador o fez no Princípio. "

Visualize como a célula norma do Criador começa a se multiplicar, regenerando o sangue e rejuvenescendo o corpo.

Fale mentalmente ou verbalize:

> „Introduzo o sistema cubo-cone-cubo no líquido de todo o organismo vivo, em todos os órgãos internos para a cura instantânea, limpeza, recuperação e regeneração. Assim como ele foi feito pelo Criador no Princípio. "

Trabalhando com o sangue ou a linfa complete a estrutura pela sequência numérica seguinte: 1843214.

Repita isso várias vezes e a célula norma do Criador vai eliminar todas as células que não correspondem à norma.

14. Concentração numa cor

Visualizamos as seguintes cores:

rosa   amarelo   verde   vermelho   azul   violeta

Fixamos a cor que aparece mais fortemente.

Concentre-se intensamente durante 5 minutos nessa cor, pensando num objetivo pessoal (uma harmonização).

Essa concentração regenera a esfera de acontecimentos importantes no futuro.

15. O ozônio (O_3)

Para Deus o ser humano é o produto mais importante. Já uma figura humana possui as virtudes do ser humano. Grabovoi escreve que, colocando um boneco na forma de um ser humano no vácuo, após algum tempo, naquele lugar haverá oxigênio.

Cientistas americanos fizeram esse tipo de experiência. Eles colocaram um boneco de forma humana num vácuo e após um tempo foi gerado oxigênio. Os cientistas não conseguiram explicar esse fenômeno.

A explicação é que o corpo humano tem a capacidade de produzir ozônio (modificação alotrópica do oxigênio). No futuro, quando o ser humano tiver aprendido essa tecnologia, ele poderá viver de forma autônoma em qualquer atmosfera - e até sem atmosfera.

A tecnologia do trabalho com ozônio:

Imaginamos uma pirâmide na superfície interna da esfera de 5 metros, em cujo ápice existe uma esfera. Essa é a esfera da alma do ser humano. A pirâmide representa a alma do Criador, a luz do Absoluto, a luz do Criador.

A pirâmide abre-se um pouco, a luz do Absoluto sai e limpa a esfera da alma. Observamos como a esfera está sendo limpa: ela começa a brilhar e se encher cada vez mais de luz.

Quando a esfera está repleta de luz, a pirâmide abre-se mais e a esfera desce para dentro da pirâmide. Nesse momento está sendo produzido ozônio. Ele está sendo liberado para transformar as informações celulares negativas em positivas. O ozônio, com sua capacidade depuradora, regenera as células conforme a norma do Criador.

Formulamos nosso objetivo, instalamos um programa de controle e pronunciamos:

„Vejo células enfermas, um tumor.
Pego a quantidade necessária de
ozônio para envolver as
células enfermas e o tumor."

O ozônio devora literalmente as células, o tecido tumoral inteiro começa a carbonizar e escurecer. Quando o tecido tumoral escureceu totalmente, aumentamos mais uma vez a concentração do ozônio, usando-o para transformar essas células em tecido saudável.

Essa tecnologia funciona muito bem na área da oncologia.

OZÔNIO

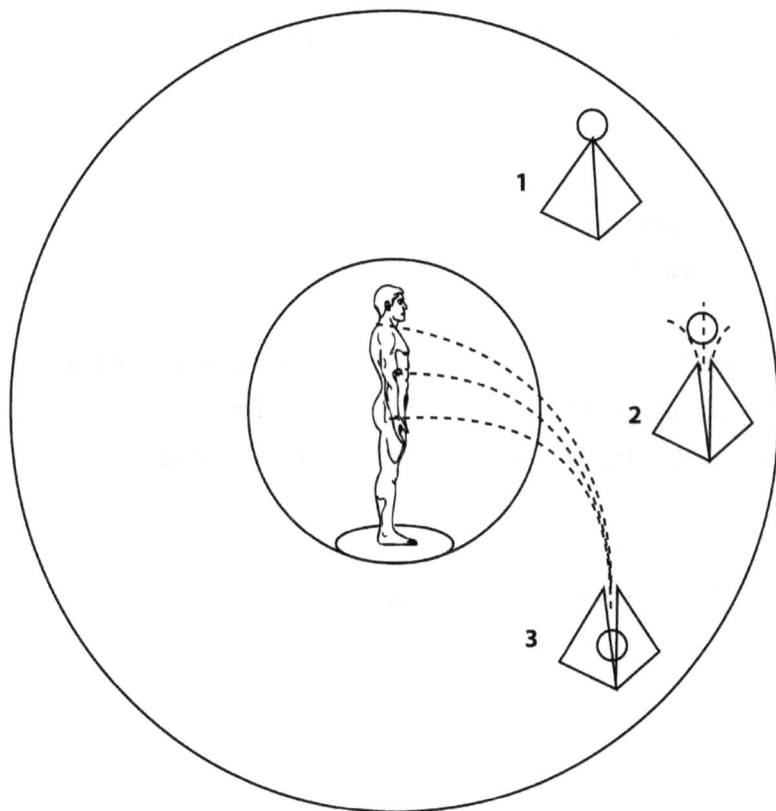

16. Limpeza energética de salas

As energias negativas ou descartadas sempre se acumulam nos cantos das salas. Para limpar energeticamente uma sala trabalhamos da seguinte forma:

Imaginamos em cada canto da sala uma pequena esfera.

Em seguida visualizamos no meio da sala uma esfera grande.

Mentalmente conectamos as esferas pequenas dos cantos com a esfera grande no meio da sala.

Em seguida visualizamos as energias negativas dessa sala fluindo das esferas pequenas para dentro da esfera grande, e a partir daí num fluxo energético para cima até o nível do Criador, onde serão transformadas.

Pronunciamos:
„Elimino a informação negativa desta sala."

54

17. Regeneração de dentes

A regeneração de um ou mais dentes não necessariamente resolve o problema da pessoa. Permanece a questão principal da causa da doença. Essa é a questão principal para uma compreensão mais profunda, porque o dente comprometido muitas vezes protege a pessoa de uma destruição maior do organismo.

Regenerando o dente sem compreender as causas das enfermidades, o problema será transferido para um outro órgão, podendo aparecer muito mais fortemente, mesmo a pessoa não percebendo conscientemente. Devemos saber que a regeneração dos dentes e do cabelo é das mais complicadas. Para nós o mais importante são as células-tronco do organismo. De maneira simplificada, são células que podem criar estruturas para cada função e cada órgão no organismo, através da sua multiplicação.

Todos os órgãos no organismo estão correlacionados internamente, inclusive os dentes. A medicina (a psicossomática) comprovou que os dentes estão correlacionados com os órgãos. Alterando as correlações internas também as correlações externas estão sendo alteradas e vice-e-versa. Por exemplo, se um ser humano é agressivo provavelmente seu fígado está sofrendo por causa disso e com o tempo o dente correlacionado começará a doer.

A tecnologia para regenerar dentes:
O objetivo do trabalho é a regeneração total até atingir a norma através do método da regeneração. O processo da regeneração começa com as células-tronco.

Construímos o holograma de um dente saudável através de um impulso. Para isso, entramos com a consciência dentro do seu cromossomo. Iluminamos o corpo energético-informativo do dente saudável, ou seja, seu holograma (imagem 1).

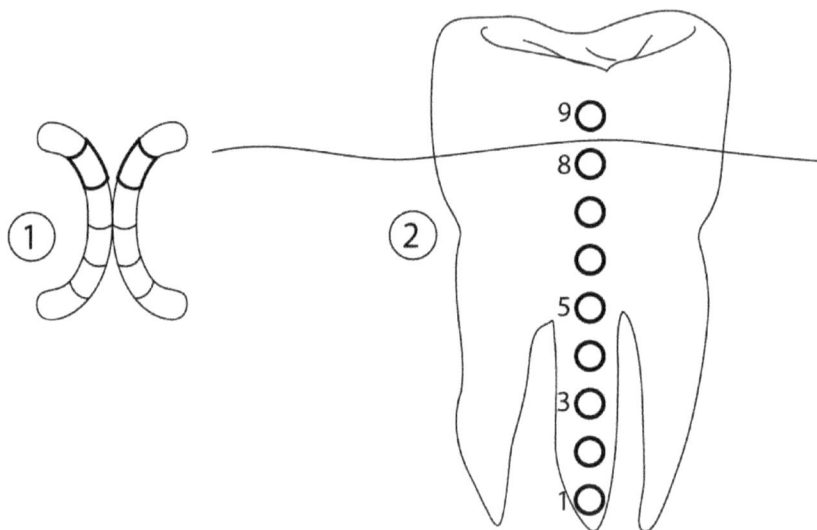

Extraímos a célula-tronco da medula óssea e a transferimos para dentro da raiz do dente (imagem 2).

Através da consciência fornecemos um impulso da alma para criar o tronco celular. Para isso escolhemos duas células da célula tronco primária („célula fonte"), agora temos 3 células. Em seguida escolhemos mais 2 células, agora temos 5 células. Adicionando mais 3 células temos agora 8 células („corte dourado"). Nesse momento formou-se o primeiro germe.

Em seguida introduzimos o código „diferenciação".

Induzimos a transformação do decorrer do desenvolvimento individual do organismo que originalmente é idêntico, formado de células germinativas não especificadas, para células especificadas de tecidos e órgãos determinados.

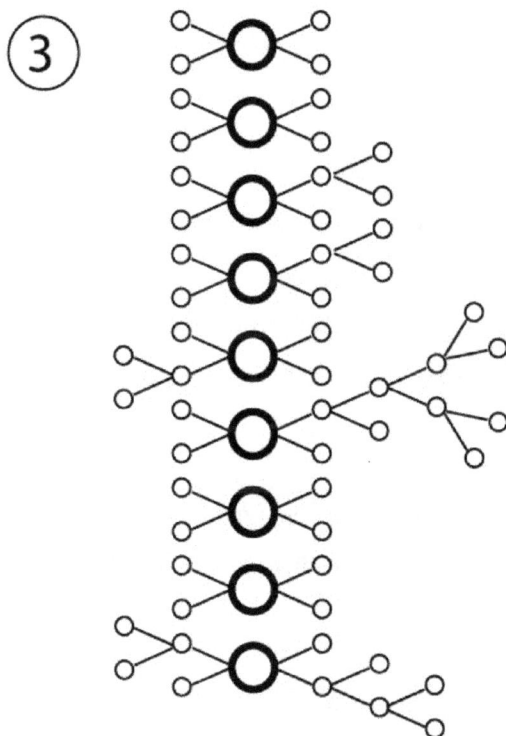

Depois induzimos o impulso da primeira célula-tronco para criar uma nona célula. Após a formação da nona célula, começa a divisão das células-tronco „verdadeiras", recriando o material do dente (imagem 3).

Para acelerar o crescimento do material do dente, imaginamos mais „células-tronco" ou células de matéria viva, ativando-as com o impulso da consciência.

Correlacionamos os dentes regenerados, através da tireóide, com os órgãos respectivos, com os quais eles já estavam correlacionados, conforme a norma do Criador. São formados fios prateado-esbranquiçados, partindo da tireóide até os dentes regenerados. Ampliamos essa tecnologia da regeneração desejada para todos os outros dentes que a necessitam.

18. A concentração num ponto

Toda a matéria nesse mundo foi criada a partir da luz. Essa luz que é visível, que está em todos os lugares, em tudo, e nunca apaga. A emanação do fantasma.

O método:
Posicione uma folha de papel com um ponto no meio dela aproximadamente 2 metros na sua frente (veja imagem), de maneira que você possa focalizá-lo facilmente.

Concentre-se nesse ponto e olhe firmemente no ponto iluminado. Você vai ver que algumas esferas claras aparecem ao lado do ponto. Essas esferas começam a girar ao redor do centro (ponto) iluminado. O ponto da informação ficou estimulado e ao redor dele formam-se energias que recebem, através da consciência do ser humano, as permanentes características da psicofísica, como também as capacidades de criar a realidade de um outro nível. Nesse

58

momento o ponto se afasta do papel e no fundo aparece a sensação de espaço, ou seja, de profundidade. O ponto simplesmente flutua e pode até transformar sua própria localização, através da influência do pensamento.

Na próxima etapa dessa concentração, aconselha-se focalizá-la num ponto claro (branco, amarelo, dourado, prateado etc.).

O trabalho com pontos claros é especial porque durante a concentração aparece o efeito de piscar. O objeto aparece e desaparece depois. Além disso, existe ao redor do objeto uma coroa clara brilhante; ela simplesmente brilha. Sob sua observação a luz se compacta tornando-se uma esfera. Ela passa para o estado de corpúsculo (ao contrário da onda, partículas minúsculas da luz estacionada).

Assim os objetos invisíveis aparecem (átomo, moléculas etc.). É o mecanismo do aparecimento do mundo invisível.

19. A regeneração do trato digestório

Escolhemos a situação de partida, ou seja, a informação inicial da doença. Por exemplo, a forma dela é de um cilindro. A base do cilindro encontra-se numa folha de papel com diâmetro de 2 cm. A altura do cilindro é de 2 cm.

A informação da forma ideal, o acontecimento futuro (o trato estômago-intestino está regenerado, não existem tumores), encontra-se dentro de uma esfera. Essa esfera encontra-se geometricamente no nível e espaço oposto da folha de papel, ou seja, a folha de papel é o centro da simetria. A esfera tem um diâmetro de 2 cm, como também o cilindro tem um diâmetro de 2 cm.

Transferimos as informações negativas contidas no sistema digestório para dentro do cilindro. Em seguida, transferimos o cilindro aumentado (2 cm de raio) para um cubo prateado-esbranquiçado que se encontra na esfera de 5 m para transformar as informações negativas em positivas. Em seguida colocamos a esfera com a norma do Criador para dentro do sistema digestório (ou no 3º Chakra) e iluminamos tudo.

A esfera começa a movimentar-se e girar em sentido horário. Colocamos data e hora e enviamos tudo para o infinito.

O TRABALHO COM O SISTEMA DIGESTÓRIO

ESFERA DE 5 METROS

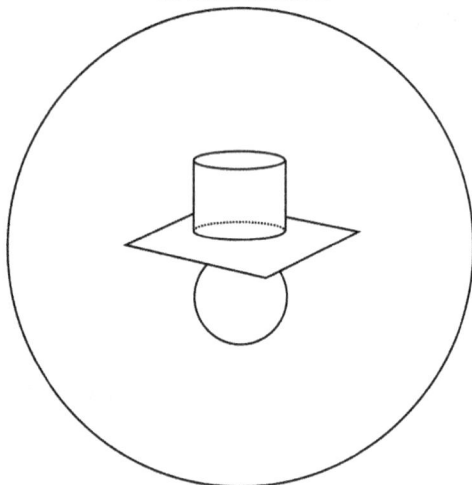

Imagem 1

ESFERA DE 5 METROS

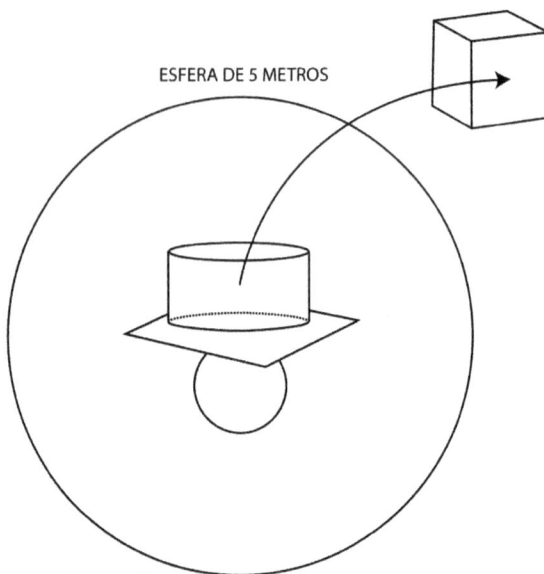

Imagem 2

20. „A estrutura da limpeza da alma"
(Palestra de Grigori Grabovoi em 3 de março de 2004)

„Podemos conseguir que a alma fique cristalina. Quando uma pessoa aparece num epicentro de uma explosão nuclear a informação da explosão vai ser transformada de tal forma como se não houvesse acontecido a explosão. Isso uma alma cristalina consegue fazer. Por isso, todas as tecnologias ensinadas tem o objetivo de tornar a alma do ser humano cristalina. Aquelas estruturas que estão sendo implantadas na alma, serão transferidas do mundo interno para o mundo externo. "

Grabovoi ensina a tecnologia para a construção do corpo físico eterno em sua palestra „Sobre o amor de Deus".

Após ter transferido a estrutura inteira da alma do mundo invisível para o mundo visível, o ser humano torna-se imediatamente eterno. As tecnologias para construir o corpo físico são tecnologias da salvação. No nosso corpo existe um ponto que paralelamente é a célula de Deus. É a única célula que não pode ser transformada, porque carrega dentro dela as funções do princípio divino. Essa célula está localizada abaixo da escápula esquerda.

Tente agora sentir e ver essa célula. Através dessa célula é gerado o fluxo do amor divino para dentro do ser humano, e que paralelamente constrói o corpo físico. Imagine-se puxando esse fluxo para dentro de você. A simples imaginação desta tarefa realmente puxa esse fluxo para dentro de você. Sinta como o fluxo do amor e do amor divino preenche você.

O ponto a partir do qual nosso amor flui para o mundo externo está localizado

63

abaixo do peito. Tudo o que se encontra atrás de nós é o nosso mundo interno, porque as costas representam o aparecimento da alma.

Primeiramente compactamos o amor no mundo interno, invisível, e depois o enviamos para o nosso meio externo. Fornecemos o amor para todas as pessoas e para o mundo que nos rodeia, pois o mundo nos alimenta desse amor continuamente.

Durante um certo tempo a sensação é de que o amor começa a fluir a partir de você para o mundo externo. Quando o espaço do amor que existe dentro de você está sendo preenchido permanentemente pelo Criador, você começa a emanar esse amor para as pessoas. Quando esse estado de felicidade está sendo criado, você poderá sentir tanto o amor recíproco da outra pessoa, como também o amor do mundo.

Enquanto você acumula o fluxo internamente, a sensação será de plenitude. Aquela célula abaixo da escápula é eterna, ela não pode ser transformada. Quando você puxa o fluxo do amor para você, tente a conexão desse fluxo com as células ali localizadas que envolvem a célula eterna, com o mesmo amor que você sente emanar dela.

Expanda o amor que você sente para Deus e para suas próprias células. Essa é a célula de Deus. Expanda esse amor para todas as células que se encontram próximas a ela. Quando você começar a sentir que o amor chegou nas células, conecte a célula divina com suas próprias células.

Imediatamente após ter conectado as células, forneça um impulso para todas as células no seu corpo, e procure sentir e observar o que estará acontecendo!

Svetlana Smirnova und Sergey Jelezky

Como aqui são tratados temas relacionados à saúde,
informamos expressamente que esses controles não são
„tratamentos" no sentido convencional e, por isso,
não substituem ou limitam o tratamento médico.

Em caso de dúvida siga as indicações
do seu médico ou de outro profissional de saúde,
ou do farmacêutico de sua confiança!

O SVET-Center para tecnologias mentais
(Private Academy for the Human Being)

O objetivo e o trabalho do Centro é a divulgação dos ensinamentos de Grigori Grabovoi sobre a salvação e o desenvolvimento harmônico eterno de todos os seres humanos.

O SVET transmite conhecimento sobre alma, espírito e consciência.

Baseando-se nos ensinamentos sobre a „salvação geral" estão sendo transmitidas tecnologias para a reconexão do ser humano com o Criador ultrapassando todas as estruturas.

Estão sendo transmitidas tecnologias espirituais/ mentais para a compreensão sobre a construção do corpo físico eterno. Em princípio, qualquer ser humano pode aprender as tecnologias apresentadas.

O Centro oferece cursos avançados e correção da saúde através desse conhecimento.

O SVET ensina a ver os princípios dos acontecimentos ao nosso redor, e recuperar, de forma autônoma, a nossa saúde. Pois, do nosso ponto de vista, não existem doenças incuráveis.

Svetlana Smirnova

A neurologista e médica homeopata Svetlana Smirnova nasceu em Omsk (Sibéria). Concluiu a Faculdade de Medicina Federal e trabalhou em seguida durante dez anos como médica no departamento neurológico da Clínica Federal em Omsk. Em 1995 radicou-se em Hamburgo/Alemanha e fundou junto com Sergey Jeletzky o SVET-Center para tecnologias espirituais-mentais. Ela transmite seu conhecimento em seminários e workshops no mundo inteiro.

Sergey Jelezky

É pintor de arte diplomado e designer, estudou na Escola Superior de Tecnologia em Omsk e trabalhou em seguida em seu próprio atelier em Omsk e em Hamburgo. Junto com Svetlana Smirnova, estudou no „Fond A.N. Petrov" (escola de clarividência), „Geovozager" (estruturação da consciência*), no Centro de tecnologias mentais-espirituais „A Esperança", N.A. Koroleva e W.A. Korolev, no Centro de tecnologias mentais-espirituais „Arigor", I.W. Arepjev* (*Moscou)

www.ingramcontent.com/pod-product-compliance
Lightning Source LLC
Chambersburg PA
CBHW071121210326
41519CB00020B/6372